FANGCANG YIYUAN HULI GONGZUO SHOUCE

方舱医院护理工作手册

主编◎周俊辉　吴长蓉

U0232773

长安江出版传媒

湖北科学技术出版社

图书在版编目（CIP）数据

方舱医院护理工作手册／周俊辉，吴长蓉主编．武
汉：湖北科学技术出版社，2023.8
ISBN 978-7-5706-2789-9

Ⅰ.①方… Ⅱ.①周… ②吴… Ⅲ.①传染病－
护理学－手册 Ⅳ.① R473.5-62

中国国家版本馆 CIP 数据核字（2023）第 146633 号

责任编辑：李 青
责任校对：王 璐　　　　　　　　　封面设计：胡 博 张于容

出版发行：湖北科学技术出版社
地　　址：武汉市雄楚大街 268 号（湖北出版文化城 B 座 13—14 层）
电　　话：027-87679468　　　　　　　邮　编：430070

印　　刷：湖北星艺彩数字出版印刷技术有限公司　邮　编：430070

787×1092　　　　1/32　　　　　　2.75 印张　　　39 千字
2023 年 8 月第 1 版　　　　　　　2023 年 8 月第 1 次印刷
定　　价：36.00 元

《方舱医院护理工作手册》编委会

主　编　周俊辉　吴长蓉

副主编　孙慧敏　王　健　黄文莉　罗娇茜

编　委　（按姓氏拼音排序）

安　思　陈小艳　高　杰　罗　旋

王　青　王　伟　徐力维　叶久红

余山桢　张小敏　赵欢欢

前　　言

　　本书内容基本覆盖移动方舱医院护理管理工作的各个环节，是应对大型公共卫生事件时启用移动方舱医院的实践总结。编写团队在武汉方舱医院现场实践的基础上，从护理管理架构、人力资源调配、物资管理、院感管理、操作规程、岗位职责、应急预案及护理管理制度等方面提出综合性的管理举措，并对一线工作中遇到的典型事件展开分析并给出整改对策，凸显实用和创新价值，呈现了移动方舱医院操作流程及质控标准，具有较强的参考性和借鉴价值。

目　　录

第一章　方舱医院概述

第一节　方舱医院构造及功能分区

一、方舱医院的组成

根据医疗救治组专家意见,选择空间开阔、避开居民区、通风良好、便于大量快速集中收治患者的场所,从全国调集国家紧急医学救援队、移动实验室、医疗队、护理团队和放射技师团队,负责方舱医院的医疗救治工作。

二、方舱医院的功能分区

方舱医院由病房区、重症观察救治区、影像检查区、临床检验区、药房、后勤部、行政办公区等构成。

(1)病房区:由固定病房和移动病房共同构成,是患者入住生活,并进行临床治疗和观察的区域。

(2)重症观察救治区:重症患者是指入院时已

是重症以及轻症患者住院期间病情加重者。要求各病区设置相对独立观察救治区,配置氧气瓶、抢救车、抢救药品、监护抢救设备、转运平车等,专人负责,加强和优先配置医护人员。

(3)影像检查区:由多组影像车构成,承担 X 线、CT、超声等多种影像检查任务。

(4)临床检验区:由多组检验车构成,承担血常规等多种实验室检验任务。

(5)药房:负责药品的储存、保管和发放。

(6)后勤部:负责医疗物资保障、防护用品及生活用品的储存和发放。

(7)行政办公区:由院办、医务处、护理部、医院感染管理办公室等部门组成,负责传达各项指令及协调各项医疗护理工作的开展。

第二节 方舱医院入院流程

(1)指挥部根据方舱医院空余床位数及拟接收患者数量,确定转至方舱医院患者数量,并将患者名单及基本信息(患者身份信息、联系电话、病情信息、用药信息等），发送给方舱医院。

（2）方舱医院组织专家组根据入院标准对患者进行审核，确定当日拟收治患者名单及分配病区与床位号，并为每位患者开具转入证明，上报指挥部。

（3）指挥部打印每位患者的资料及患者编号，连同转入证明一并交患者随身携带。

（4）指挥部负责统筹安排患者转运，协调救护车调度、随车人员、随车资料等，发车时发送车号及患者编号给方舱医院。

第三节　方舱医院预检分诊

方舱医院安排医务人员对收治患者进行初步预检分诊。对符合收治标准的患者，医务人员负责指引患者及时入住方舱；对于不符合收治标准的患者，如病情较重，应遵循先收再转的原则，为保障医疗安全，应优先安置到舱内重症观察救治区域，给予及时治疗和严密监护，并及时联系安排转定点医院。

第二章　方舱医院护理管理

第一节　方舱医院护理组织构架

方舱医院护理组织框架如图 2-1 所示。

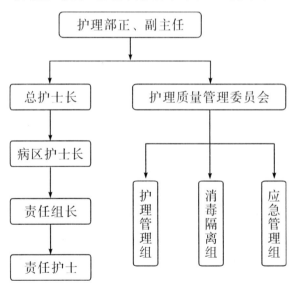

图 2-1　方舱医院护理组织构架

第二节 方舱医院护理管理总则

（1）方舱医院护理工作实行院长领导下的护理部主任、各舱总护士长、病区护士长三级负责制。

（2）建立方舱医院护士培训考核制度，护理部对各支援队领队进行培训与考核，各领队负责其带领支援护士的培训与考核。

（3）建立方舱医院护理质量管理体系，制定质控标准，并有效开展三级护理质量检查。

（4）建立方舱医院安全管理制度，规范管理抢救室，并有相应的措施保证患者安全。

（5）建立方舱医院护士人力资源管理体系，保障护士及患者安全。

（6）建立方舱医院护理病历书写制度，规范书写护理病历。

第三章　方舱医院资源管理

第一节　护理人力资源调配管理

（1）按国家紧急医学救援队地区包干区域的原则，根据舱内各区床位数科学配置各护理小组的分组人数。

（2）舱内临床护理小组统一实施4～6小时制的弹性排班模式，并合理安排轮休。

（3）每班由区域护士长根据舱内各区域患者数、病情及进出舱计划，机动调节舱内护理人力以协助分诊应急和患者护理工作，实施备班管理，以及时应对舱内突发状况。

（4）建立护理人员进舱前身体状况监测与追踪机制：护士在舱内突发各类不适等特殊情况，由当班护士长及时上报指挥部；对驻地休整期护士出现的特殊情况，由各救援队领队及时上报指挥部。应急管理小组联合医院感染管理办公室、医务处、护理部等多部门进行紧急处置，确保护士的职业安全。

第二节 防护物资应急管理

一、舱内

医务人员：保持防护用品的完好性，避免大幅度动作。

二、缓冲间

（1）医务人员：按照避免污染的原则，轻柔脱卸防护用品。

（2）物品：根据实际使用量，每天配备充足的手套、速干手消毒剂、外科口罩等。

三、穿防护用品区

每班次保证充足的防护用品，每次医务人员总体完成穿防护用品后，及时补充用量；若发现物资即将短缺，及时联系负责人。

第四章 方舱医院感染管理相关制度、防控指引及标准操作规程

第一节 方舱医院感染管理相关制度

一、方舱医院感染管理制度

1）建立方舱医院感染管理办公室，全面负责方舱医院感染管理工作，明确感染管理办公室及其人员的职责并落实。感染管理办公室设主任1名，每个支援队配备感控员1～3名。

2）方舱医院感染管理办公室应依据医疗保健相关感染特点和方舱医院医疗工作实际，制定方舱医院感染管理相关制度、计划、措施和流程，开展医院感染管理工作。

3）方舱医院感染管理办公室负责组织工作人

员开展医院感染管理知识和技能的培训，对患者及医护人员开展相应的宣传教育。

4）方舱医院感染管理办公室应接受医疗机构对医院感染管理工作的监督、检查与指导，落实医院感染管理相关改进措施，评价改进效果，做好相应记录。

二、方舱医院感染管理办公室职责

按医院感染控制项目组要求，建立方舱医院感染管理办公室，确立小组人员，按照医院感染管理制度要求，制定符合方舱医院感染管理职责和制度。

1）方舱医院感染管理办公室负责方舱医院感染管理的各项工作，结合方舱医院感染防控工作特点，制定相应的方舱医院感染管理制度，并组织实施。

2）对医院环境及感染环节进行监测，采取有效措施，发现异常及时报告指挥部，并积极协助调查。

3）负责督促医护人员执行无菌操作技术、消毒隔离制度。

4）对方舱医院所有工作人员进行医院感染管

理知识和技能的培训。

5)对方舱医院的感染防控工作进行自查、接受督查,对存在的问题,进行讨论、整改。

三、方舱医院感控员工作制度

1)感控员由各支援队领队选定责任心和业务能力强、相对固定的人员担任。安排其在方舱医院专职从事医院感染防控相关工作。

2)在指挥部、医院感染管理办公室主任的指导下,负责方舱医院感染管理各项工作的落实。

3)及时传达感染防控相关制度、流程和通知。参与制定方舱医院感染管理相关制度并负责组织实施。

4)对各项医院感染管理制度的执行情况进行督查与指导。指导配置各类消毒液,监控消毒液的浓度。

5)负责监督和指导医务人员、后勤人员等按规范着装,按规定通道行走。

6)负责督查无菌技术操作及消毒隔离工作质量及手卫生执行情况,监督检查方舱医院配置和使用消毒药品、器械情况,以及一次性医疗用品使用和处理情况。

7)对方舱医院感染管理的质量指标进行质控,并对各项医院感染监测、监管结果进行总结、分析和反馈,并持续改进。

四、方舱医院医务人员手卫生管理制度

1)手卫生为医务人员洗手、卫生手消毒和外科手消毒的总称。

2)定期开展手卫生的全员培训,医务人员应掌握手卫生知识和正确的手卫生方法,保障洗手和手消毒的效果。

3)定期加强对医务人员手卫生工作的指导与监督,提高医务人员手卫生的依从性。

4)洗手与卫生手消毒应遵循以下原则。

(1)当手部有血液或者其他体液等肉眼可见的污染时,应用抗菌洗手液和流动水洗手。

(2)手部没有肉眼可见污染物时,宜使用速干手消毒剂消毒双手代替洗手。

5)下列情况下,医务人员应根据以上原则选择洗手或使用速干手消毒剂。

(1)直接接触患者前后,接触不同患者之间,

从同一患者身体的污染部位移动到清洁部位时。

（2）接触患者黏膜、破损皮肤或伤口前后,接触患者的血液、体液、分泌物、排泄物、伤口敷料之后。

（3）穿脱防护用品前、中、后,摘手套后。

（4）进行无菌操作,接触清洁、无菌物品之前。

（5）接触患者周围环境及物品后。

（6）处理药物或配餐前。

五、方舱医院消毒隔离制度

1）方舱医院工作人员应按防护级别要求戴帽子、一次性医用外科口罩、穿工作服等,在接触每个患者前、后或接触同一患者的不同部位前、后必须彻底洗手,或手消毒。根据需要戴医用防护口罩、穿隔离衣/防护服、戴手套、戴护目镜/防护面罩、穿鞋套等。

2）空气消毒:开窗通风并用空气消毒机每天消毒2次,每次1小时。

3）环境物体表面:用500mg/L的含氯消毒液进行擦拭,作用30分钟后清水擦拭干净。

4）日常地面采用湿式清洁,每天至少2次,使用500mg/L的含氯消毒剂进行湿式拖地,作用30

分钟后用清水拖干净,遇污染时即时进行消毒。

5)医疗废物按照感染性医疗废物处理要求,使用医疗废物包装袋进行包装;医疗废物达到包装袋的 3/4 时,应当有效封口,确保封口严密,采用鹅颈结式封口。若是其他特殊感染患者所产生的医疗废物,则粘贴标签,注明"感染性疾病"。盛装医疗废物的包装袋和利器盒表面被感染性废物污染时,应当增加一层医疗废物包装袋。

六、方舱医院终末消毒制度

终末消毒是指传染源离开有关场所后进行的一次彻底的消毒,如患者出院、转科、死亡后进行的病房空气、物体表面及地面的消毒。应确保终末消毒后的场所及其中的各种物品不再有病原体的存在。终末消毒对象包括病例和无症状感染者排出的污染物(血液、分泌物、呕吐物、排泄物等)及其可能污染的物品和场所,不必对室外环境(包括空气)开展大面积消毒。

1)物体表面:患者离开后,对其接触过的物品、物体表面如台面、椅子、听诊器、血压计等,无可见污染时用 1 000mg/L 含氯消毒剂擦拭,或浸泡消毒至少 30 分钟后用清水擦拭。

(1)物体表面有肉眼可见物时,一般应先去污再消毒。

(2)个人电子产品可选用 75%酒精擦拭消毒。

(3)床架、床头柜、整理箱等用含有效氯 1 000mg/L 的含氯消毒液等擦拭、喷洒消毒。多组件组合的物品,如床头柜,应打开抽屉和柜门,对内外表面都喷洒或擦拭到位,作用 30 分钟后清水擦拭干净。

(4)诊疗设备如体温计、听诊器、血压计、血氧仪等设备表面,可根据具体物品是否耐腐蚀,灵活选用 75%酒精、1 000mg/L 的含氯消毒液或 500mg/L 的二氧化氯消毒液等擦拭、浸泡、喷洒消毒。作用 30 分钟后清水擦拭干净。

2)污染物(患者血液、分泌物、呕吐物和排泄物)。

(1)少量污染物可用一次性吸水材料(纱布、抹布等)蘸取有效氯 5 000~10 000mg/L 的含氯消毒液,或使用能达到高水平消毒的消毒湿巾或干巾,小心清除干净。

（2）大量污染物应使用含吸水成分的消毒粉或漂白粉完全覆盖，或用一次性吸水材料完全覆盖后用足量的有效氯 5 000～10 000mg/L 的含氯消毒液浇在吸水材料上，作用 30 分钟以上，或使用能达到高水平消毒的消毒干巾，小心清除干净。清除过程中避免接触污染物，清理的污染物按医疗废物集中处置。

（3）患者的分泌物、呕吐物等应有专门容器收集，用有效氯20 000mg/L 的含氯消毒液，按物∶药比例1∶2 浸泡消毒 2 小时。清除污染物后，应对污染的环境物体表面进行消毒。盛放污染物的容器可用有效氯 5 000mg/L 的含氯消毒液浸泡消毒 30 分钟，然后清洗干净。

3）医疗用品使用后应进行预处理。

4）医疗废物的处理应遵循《医疗废物管理条例》和《医疗卫生机构医疗废物管理办法》的要求。感染性废物采用黄色垃圾袋密闭运送。

七、方舱医院医疗废物管理制度

1. 安全收集

（1）方舱医院病区内产生的医疗废物，按照医疗废物类别及时分类收集。

（2）分类收集使用后的一次性隔离衣、防护服等物品时，严禁挤压。

（3）每个包装袋、利器盒应当粘贴标签，标签内容包括：医疗废物产生单位、产生部门、产生日期、类别。

（4）方舱医院特殊感染疾病污染区产生的医疗废物，在离开污染区前应当对包装袋表面采用有效氯1 000mg/L的含氯消毒液喷洒消毒（注意喷洒均匀）或在其外面加套一层医疗废物包装袋；清洁区产生的医疗废物按照常规的医疗废物处置。

2.包装容器

（1）医疗废物专用包装袋、利器盒的外表面应当有警示标识，在盛装医疗废物前，应当进行认真检查，确保其无破损、无渗漏。医疗废物收集桶应为脚踏式并带盖。

（2）医疗废物达到包装袋或者利器盒的3/4时，应当有效封口，确保封口严密。

（3）处理特殊感染疾病患者产生的医疗废物应当使用双层包装袋，采用鹅颈结式封口，分层封扎。

3.安全运送

（1）在运送医疗废物前，应当检查包装袋或者利器盒的标识、标签以及封口是否符合要求。

（2）工作人员在运送医疗废物时，应当防止造成医疗废物专用包装袋和利器盒的破损，防止医疗废物直接接触身体，避免医疗废物泄漏和扩散。

八、方舱医院职业暴露管理制度

1）医务人员做好标准预防，所有患者的血液、体液及被血液、体液污染的物品均视为具有传染性的病原物质，医务人员接触患者和这些物质时，应采取防护措施。

（1）进入方舱医院工作时，应根据疾病种类做好个人防护，如为感染性疾病则穿戴医用防护口罩、一次性帽子、隔离衣/医用防护服、乳胶手套、靴套、防护面屏或护目镜等防护装备。

（2）在诊疗、护理操作过程中，有可能发生血液、体液大面积喷溅或污染医务人员的身体时，应加穿具有防渗透性能的隔离衣或者防水围裙。

（3）医务人员手部皮肤发生破损，在进行有可能接触患者的血液、体液的诊疗和护理操作时，应戴双层手套。

（4）医务人员在进行侵袭性诊疗、护理操作过程中，要注意防止被针头、缝合针、刀片等利器刺伤或者划伤。

（5）使用后的利器应当直接放入耐刺、防渗漏的利器盒，禁止回套针帽，禁止用手直接接触使用后的针头、刀片等利器。

2）医务人员发生职业暴露后，应先评估暴露风险，然后按相应流程处置。

（1）高暴露风险即面对确诊患者直接暴露，包含以下情况。

皮肤暴露：被大量肉眼可见的患者体液、血液、分泌物或排泄物等污物直接污染皮肤。

黏膜暴露：被肉眼可见的患者体液、血液、分泌物或排泄物等污物直接污染黏膜（如眼睛、呼吸道）。

针刺伤：被直接接触了确诊患者体液、血液、分泌物或排泄物等污物的利器刺伤。

呼吸道直接暴露：在未戴口罩的呼吸道感染性疾病患者 1 米范围内口罩脱落，露出口或鼻。

(2)低风险暴露指未直接暴露,包含以下情况。

手套破损:手套破损,未发生肉眼可见的污物直接接触皮肤。

外层防护装备接触皮肤或头发:主要是脱防护装备时,外层污染的防护装备接触了皮肤或头发。

防护服破损:防护服破损,未发生肉眼可见的污物直接接触皮肤。

呼吸道间接暴露:在患者 1 米以外或在佩戴口罩的患者面前口罩脱落。

3)后期干预。

(1)一旦发生职业暴露,进行应急处理后,根据情况决定是否在应急处理之后,脱卸个人防护用品,撤回到清洁区。此外还需要立即上报护理部和感染办公室。

(2)可酌情在医师指导下服用抗病毒药物进行预防,应给予随访和咨询,并进行必要的针对性监测,对服用药物的毒性进行监控和处理,观察和记录相关感染的早期症状等。

(3)方舱医院感染管理办公室负责对职业暴露情况进行登记。登记内容包括:职业暴露发生时间、地点及经过；暴露方式；暴露的具体部位及损伤程度、暴露源种类情况；处理方法及处理经过，是否实施预防性用药及用药依从性情况；定期检测及随访情况。

（4）方舱医院感染管理办公室定期将职业暴露情况进行汇总分析，并根据分析结果采取有效整改措施，持续做好医务人员职业防护。

第二节　防控指引

一、医务人员个人防控指引

1）医务人员个人防护应遵循《医院隔离技术规范》（WS/T311－2009）的要求。

2）进行个人防护全员培训，提高防护意识，熟练掌握传染病防治基本知识、方法与技能。规范消毒、隔离和防护工作。储备质量合格、数量充足的防护物资。

3）降低医务人员暴露风险。方舱医院设置三区两通道及缓冲间。

4）医务人员执行标准预防措施，严格落实《医务人员手卫生规范》要求，做好病区内的通风管理。

5）特殊感染性疾病防护级别如下。

二级防护主要防护用品：医用防护口罩、护目镜或防护面屏、一次性工作帽、防护服、一次性乳胶手套或丁腈手套、鞋套、靴套等。

三级防护：在为特殊感染性疾病患者实施可产生气溶胶操作等时可采用三级防护。三级防护主要防护用品：医用防护口罩、正压头套或全面防护型呼吸防护器、防护服、一次性乳胶手套或丁腈手套、鞋套、靴套等。

6）医务人员进入方舱医院隔离病区穿脱防护用品的流程如下。

（1）医务人员进入方舱医院隔离病区穿戴防护用品程序：医务人员通过员工专用通道进入清洁区，有条件的可以更换洗手衣裤、换工作鞋袜，认真洗手后依次戴医用防护口罩、一次性帽子、内层手套、鞋套、穿防护服（有必要时穿一次性隔离衣）、戴护目镜或防护面屏、外层手套、靴套。

（2）医务人员离开隔离病区脱摘防护用品程序如下。

医务人员离开污染区,进入一脱间,实施手卫生后,依次脱摘防护面屏或护目镜、靴套、医用防护服、外层手套,分置于专用容器中,之后实施手卫生。

在二脱间脱去鞋套、内层手套,实施手卫生后,脱去医用防护口罩、一次性帽子,实施手卫生后,换医用外科口罩进入清洁区。

每次接触患者后立即进行手的清洗和消毒。

所有防护用品若在污染区被患者血液、体液、分泌物等严重污染时,应及时出舱,再次进行个人清洁后,穿戴防护用品进入污染区。

下班前应当进行个人卫生处置,并注意呼吸道与黏膜的防护。

二、清洁与消毒指引

1. 环境物体表面清洁与消毒

1)遵循原则。

严格遵循《医院消毒卫生标准》(GB 15982—2012)、《普通物体表面消毒剂通用要求》(GB 27952—2020)、《医疗机构消毒技术规范》(WS/T 367—2016)、《医疗机构环境表面清洁与消毒管理规范》(WS/T 512－2012)和《关于全面精准开展环境卫生和消毒工作的通知》等文件的要求。

2)感控防控要点。

(1)加强日常环境物体表面清洁和消毒工作,消除污染的环境物体表面的传播隐患。

(2)按照单元化操作的原则,强化高频接触物体表面的清洁与消毒。

(3)严格执行方舱医院消毒隔离制度,有明显污染的情况下,应先去污,再实施消毒;污染区及潜在污染区消毒可选用 1 000mg/L 含氯消毒液,或采用有同等杀灭微生物效果的消毒剂,清洁区消毒可选用 500mg/L 含氯消毒液,或采用有同等杀灭微生物效果的消毒剂。

(4)物体表面擦拭宜采用有效消毒湿巾,也可使用超细纤维抹布;地面清洁消毒宜使用超细纤维地布。

(5)预防消毒与随时消毒相结合。方舱医院至少 2 次/天;有明显污染随时消毒。高频接触的物体表面应增加消毒频次。

3)终末清洁与消毒。

（1）应有序实施以"床单元"为单位的终末清洁与消毒工作,从医用织物到环境物体表面,从上到下,从相对清洁物体表面到污染物体表面,清除所有污染与垃圾。

（2）消毒可选用有效氯1 000mg/L的含氯消毒液,或采用有同等杀灭微生物效果的消毒剂;有明显污染时先去污染再消毒。

4)注意事项。

（1）遵循"三要、六不"原则。"三要"即:隔离病区要进行定期消毒和终末消毒;垃圾、粪便和污水要进行收集和无害化处理;要做好个人手卫生。"六不"即:不对室外环境开展大规模的消毒;不对外环境进行空气消毒;不直接使用消毒剂对人员进行消毒;不在有人条件下对空气使用化学消毒剂消毒;不用戊二醛对环境进行擦拭和喷雾消毒;不使用高浓度的含氯消毒剂进行预防性消毒。合理使用消毒剂,科学规范采取消毒措施,同时避免过度消毒。

（2）使用合法有效的消毒剂,消毒剂的使用剂量、作用时间和注意事项参考产品使用说明。

（3）消毒剂对物品有腐蚀作用，特别是对金属腐蚀性很强，对人体也有刺激，配制消毒液、实施环境清洁消毒措施时，应做好个人防护。

2.医用织物的清洁与消毒

1）遵循原则。

应严格遵循《医院医用织物洗涤消毒技术规范》（WS/T 508－2016）的要求。

2）感染防控要点。

（1）应保持清洁卫生。

（2）宜使用可水洗的医用织物，可擦拭的床垫。

（3）宜使用具有防水阻菌阻尘功能的床上用品，可采用擦拭清洁与消毒。

（4）备有足够的被服收集袋（桶），分别收集感染性织物、脏污织物；织物收集袋（桶）应保持密闭。

3）确诊感染性疾病患者接触织物的清洁与消毒。

（1）宜使用可水洗的医用织物，可擦拭的床垫。

（2）患者使用后的床单、被套等立即装入用双层专用袋，鹅颈结式包扎，并贴上警示标识，密闭转运，集中进行消毒处理。

（3）一次性床单等，使用后当作医疗废物处理。

3.室内空气清洁与消毒

1）遵循原则。

应严格遵循《医院空气净化隔离规范》（WS/T 368－2012）、《经空气传播疾病医院感染预防与控制规范》（WS/T 511－2016）、《空气消毒剂通用要求》（GB 27948－2020）、《医院中央空调系统运行管理》（WS488－2016）、《公共场所集中空调通风系统卫生规范》（WS 394－2012）、《公共场所空调通风系统清洗消毒规范》（WS 396－2012）和《关于印发公众科学戴口罩指引(修订版)和夏季空调运行管理与使用指引(修订版)的通知》等文件的要求。

2）感染防控要点。

（1）在建筑设计中应结合中央空调通风系统，合理配置新风系统、回风系统和排风系统，建立上送风下回风的气流组织，有效降低诊疗场所室内空气中微生物、气溶胶浓度。

（2）可选择自然通风或机械通风进行有效空气交换，每日通风 2～3 次，每次不少于 30 分钟；宜选择在中央空调通风系统中安装空气净化消毒装置,或在回风系统中安装空气净化消毒装置;室内也可配置人机共存的空气净化消毒机;在有人情况下不能使用紫外线灯辐照消毒和化学消毒。

(3)化学消毒剂汽(气)化/雾化消毒应在无人情况下使用,可选择过氧化氢、二氧化氯等消毒剂,使用浓度和作用时间,按产品的使用说明进行。

4.诊疗器械、器具和物品清洗与消毒

1)遵循原则。

严格遵循《医院消毒供应中心》(WS 310.1－2016)、《医疗机构消毒技术规范》(WS/T 367－2012)和《医院消毒卫生标准》(GB 15982－2012)等文件的要求。

2)感染防控要点。

(1)按照行业标准要求做好复用诊疗器械、器具和物品的收集、清洗、包装、灭菌或消毒、储存、运送的全流程工作,确保复用器械的使用安全。

(2)应采取集中管理方式,所有复用的诊疗器械、器具和物品由消毒供应中心负责回收、清洗、消毒、灭菌和供应。

（3）使用后的诊疗器械、器具与物品，在方舱医院先就地预处理，去除肉眼可见污染物，及时送消毒供应中心集中处理；无法及时送消毒供应中心的器械和物品可使用器械保湿剂处理或及时进行初步清洗。

（4）新使用的医疗器械与物品，应先了解材质与性能，选择合适的灭菌或消毒方法。

（5）血压计、听诊器、输液泵等医疗用品处理同物体表面。

5.医疗废物管理

1）遵循原则。

应严格遵循《医疗废物管理条例》《医疗卫生机构医疗废物管理办法》《医疗废物包装物、容器标准和标识》《医疗废物分类目录》等相关法规和文件的要求。

2）感染防控要点。

（1）收集：医疗废物应放置在装有黄色垃圾袋的医疗废物桶中，禁止混入生活垃圾袋（黑色垃圾袋）中，医疗废物桶应加盖并有明显标识；利器及时置于利器盒中，避免扎伤。

（2）感染性隔离患者使用后的医疗废物须采用双层黄色医疗废物袋分层封扎，做好标识，生活垃圾按照医疗废物处理。

（3）治疗室外产生的医疗废物严禁入治疗室存放。

（4）医疗废物袋装量达 3/4 时应扎紧袋口后放入医用废物暂存容器（转运箱）中，利器盒装量达 3/4 时封口，转运时放入转运箱中，转运箱应加盖后扣紧环扣。

（5）医疗废物存放时间不超过 48 小时。

（6）医疗废物由医院专人、定时、定线、使用密封容器进行收集、运送，不污染环境。收集人员应做好必要的防护，如穿工作衣、戴手套等。每天运送结束后，应对运送工具进行清洁和消毒。

3）感染性患者医疗废物的管理。

（1）患者产生的生活垃圾与医疗废物均作为医疗废物处理。

（2）医疗废物收集桶应为脚踏式并带盖。

（3）医疗废物达到包装袋或者利器盒的 3/4 时，应当有效封口，确保封口严密。使用双层包装袋盛装医疗废物,采用鹅颈结式封口,分层封扎。

(4)盛装医疗废物的包装袋和利器盒的外表面被感染性废物污染时,应当增加一层包装袋。

(5)潜在污染区和污染区产生的医疗废物,在离开污染区前应当对包装袋表面采用有效氯1 000mg/L的含氯消毒液喷洒消毒(注意喷洒均匀),或在其外面加套一层医疗废物包装袋;清洁区产生的医疗废物按照常规的医疗废物处置。

(6)每天运送结束后,对运送工具进行清洁和消毒,可使用有效氯1 000mg/L含氯消毒液擦拭消毒;运送工具被感染性医疗废物污染时,应当及时消毒处理。

(7)医疗废物宜在医疗机构集中暂存于相对独立区域,尽快交由医疗废物处置单位进行处置,做好交接登记。

4)注意事项。

(1)利器盒应符合国家标准,并严禁重复使用。

(2)医疗废物运送人员应做好个人防护。

三、医务人员职业暴露处置指引

1)方舱医院制订职业暴露报告制度及处置

预案。

2)根据暴露风险评估选择恰当的处置方式。

(1)呼吸道暴露时的紧急处置。

发生呼吸道暴露后应尽快脱离暴露现场或立即佩戴合格口罩并脱离暴露现场。

脱离暴露现场后尽快报告感染管理办公室,仍未佩戴口罩者尽快佩戴合格口罩。

感染管理办公室接到报告后及时评估暴露风险。感染管理办公室及时为高风险暴露者指定隔离地点实施单间隔离,暴露者应佩戴口罩。

高风险暴露者单间隔离 14 天,禁止离开隔离区。其间若被诊断为感染性疾病,则转送至定点医疗机构。

(2)血液、体液暴露时的紧急处置。

发生血液、体液喷溅污染皮肤时,即刻至潜在污染区用清水彻底清洗干净,用 75% 乙醇或碘伏擦拭消毒,再用清水清洗干净。污染眼部时,即刻至潜在污染区用清水彻底清洗干净。

发生针刺伤时,先就近脱去手套,从近心端向远心端轻柔挤压受伤手指,挤出受伤部位血液,流

动水冲洗,75％乙醇或碘伏消毒刺伤部位,戴清洁
手套,然后按血液体液暴露常规处理。

第三节　标准操作规程

(1)穿戴二级防护用品流程见图 4-1。

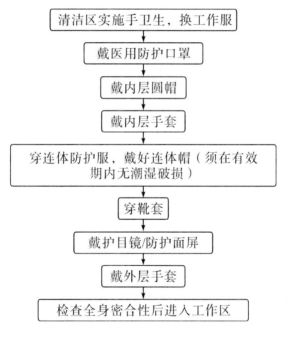

图 4-1　穿戴二级防护用品流程

（2）工作人员脱防护服流程见图 4-2。

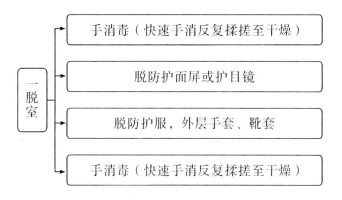

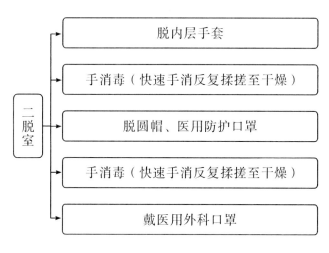

图 4-2 工作人员脱防护服流程

（3）消毒液配置流程见图 4-3。

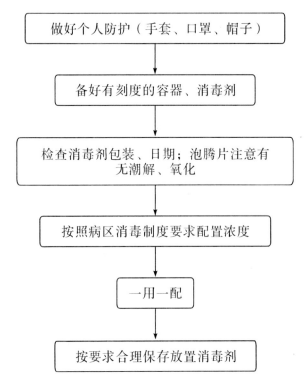

图 4-3　消毒液配置流程

（4）标本暂存箱消毒流程见图 4-4。

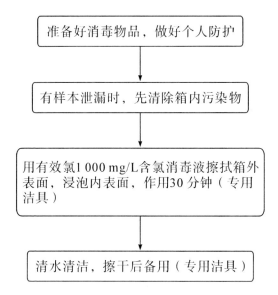

图 4-4 标本暂存箱消毒流程

（5）针刺或利器刺伤应急处置流程见图 4-5。

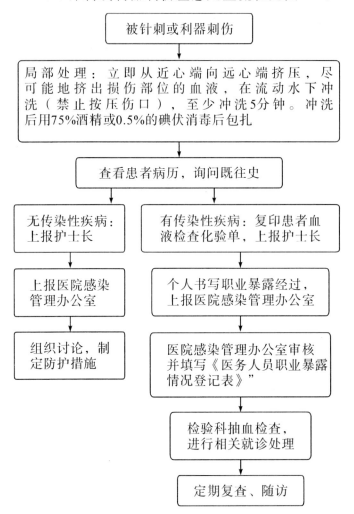

图 4-5 针刺或利器刺伤应急处置流程图

（6）手套破损应急处置流程见图4-6。

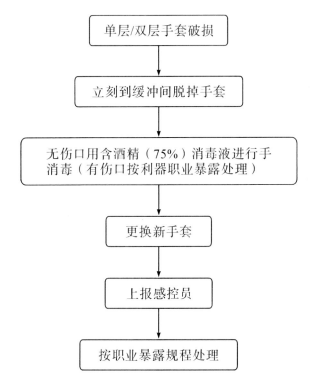

图 4-6　手套破损应急处置流程图

第五章　方舱医院护理
工作管理制度

第一节　方舱医院工作制度总则

（1）建立健全各项规章制度。

（2）方舱医院的医生、护士必须认真执行分诊工作流程，对患者做好流行病史的询问和登记。

（3）方舱医院布局合理，设院长办公室、医务处、护理部、药学部、医院感染管理办公室、后勤保障部等部门。

（4）方舱医院严格执行手卫生及各种消毒措施，认真做好医务人员的防护工作。注意环境卫生，保持空气流通，定期进行空气消毒和检测。实行医务人员定期轮换制度，以保证良好的身体状态和充足的工作精力。

（5）方舱医院工作人员认真做好各项工作，绝不允许推诿、敷衍患者。

一、医疗队报到培训制度

（1）队员到达后，领队将队员名单，包括医院名称、姓名、性别、年龄、职称、专业、政治面貌、联系方式报告给方舱医院护理部进行登记。

（2）队员由领队组织进行培训。

二、护理排班管理制度

遵循以患者为中心的服务宗旨，为了科学、合理、有效地使用人力资源，保障患者安全，满足患者需求，保证护理质量，实施责任制整体护理，优化排班模式，履行优质护理职责。

（1）方舱医院采取 4～6 小时制排班方式；护士长排班应遵循科学、合理、公平、省力、安全的原则。

（2）白天及夜间均需要安排备班。

（3）护士长在周五前向护理部提交下周排班，护理部做好监控和指导。

（4）责任护士负责患者治疗、病情观察、护理、健康宣教、心理护理及出院指导等。

（5）护士如有特殊情况需调班，应及时向护士长请示，由护士长按相应的年资给予合理的调整，不得随意调班或请人代班。

三、护士出入舱制度（感染性疾病）

（1）入舱前保证充足的休息，保证摄入含足够热量、营养和水分的食物，提前准备好入舱所需的物品。

（2）至少提前半小时到达指定舱口更衣室签到。

（3）更衣后按规范流程进行防护物品的穿戴。

（4）做好进舱的标识。防护服前胸和背后必须用记号笔注明：姓名、来自省份、护士（或护士长、护理组长）、工作的区域。要求字迹端正、清晰。

（5）穿戴好防护服后尽快进舱，勿在清洁区域长时间逗留。

（6）严格按医院感染防控要求脱防护服等防护物品。

（7）出舱后按指引通道进入更衣室。自觉保持更衣室的清洁整齐。

（8）不得将舱内物品带出舱外。

（9）舱内工作人员如防护服破损、突发身体不适、体表外伤等应及时按照感染防控要求出舱，由备班人员顶替。

四、病区责任制护理工作制度

（1）各舱每区每班设一名护理组长，负责本班护理工作、护理质量安全及信息上报，联系协调医生和其他工作人员。

（2）每区根据患者分布情况设定分管床位数。

（3）根据患者护理级别定时巡视患者，病情有变化时，及时报告给医生，并汇报组长。

（4）接到危急值报告后及时记录并报告给医生。

（5）正确执行医嘱，每天 4 次测量并记录患者体温、呼吸、心率、血氧饱和度。关心患者饮食、睡眠和情绪等变化，努力做好患者的心理护理。

（6）采用多种方式做好患者健康教育。

（7）做好出院、转诊患者终末消毒处理。

第二节　护理核心制度

一、护理查对制度

1. 医嘱查对制度

(1)医嘱必须经第二人核对无误后,方可执行。

(2)对有疑问的医嘱,必须向开具医嘱的医生问清后方可执行。

(3)抢救患者时,执行口头医嘱的护士应将口头医嘱准确记录在《急救医嘱记录本》上,大声复述一遍,医生确认无误后方可执行。

(4)护士及时查看新停医嘱,及时撤除药品和执行单。

2. 给药、注射、输液查对制度

(1)护士操作时严格执行"三查七对"制度。①三查:操作前查、操作中查、操作后查。②七对:姓名、住院号(手腕带)、药名、剂量、浓度、时间、用法。

(2)清点药物时和使用药品前,要检查质量、标签、失效时间。若有变质、浑浊、沉淀、絮状物等,不得使用。若安瓿、输液器等有裂缝或瓶口松动，不得使用。

（3）备药后必须经第二人核对后，方可执行。

（4）给药前注意询问有无过敏史，给多种药物时要注意有无配伍禁忌。

（5）进行无菌技术操作时，须查对用物灭菌时间及物品质量。

二、分级护理制度

1）凡患者在住院期间，均应根据患者病情和（或）生活自理能力，确定并实施不同级别的护理，并根据患者的情况变化进行动态调整。

2）护士应根据患者的护理级别和医师制订的诊疗计划，为患者提供基础护理服务和护理专业技术服务。

3）分级护理分为四个级别，特级护理、一级护理、二级护理和三级护理，根据《护理分级》（WS/T 431—2013），具体内容如下。

（1）特级护理。

分级依据，具备以下情况之一的患者：①维持生命，实施抢救性治疗的重症监护患者；②病情危重，随时可能发生病情变化需要进行监护、抢救的患者;③各种复杂或大手术后、严重创伤或大面积烧伤的患者。

护理要求:①严密观察患者病情变化,监测生命体征;②根据医嘱,正确实施治疗、给药措施;③根据医嘱,准确测量出入量;④根据患者病情,正确实施基础护理和专科护理,如口腔护理、压疮护理、气道护理及管路护理等,实施安全措施;⑤保持患者的舒适和功能体位;⑥实施床旁交接班。

(2)一级护理。

分级依据,具备以下情况之一的患者:①病情趋向稳定的重症患者;②病情不稳定或随时可能发生变化的患者;③手术后或者治疗期间需要严格卧床的患者;④自理能力重度依赖的患者。

护理要求:①每小时巡视患者,观察患者病情变化;②根据患者病情,测量生命体征;③根据医嘱,正确实施治疗、给药措施;④根据患者病情,正确实施基础护理和专科护理,如口腔护理、压疮护理、气道护理及管路护理等,实施安全措施;⑤提供护理相关的健康指导。

(3)二级护理。

分级依据,具备以下情况之一的患者:①病情趋于稳定或未明确诊断前,仍需观察,且自理能力轻度依赖的患者;②病情稳定,仍需卧床,且自理能力轻度依赖的患者;③病情稳定或处于康复期,且自理能力中度依赖的患者。

护理要求:①每2小时巡视患者,观察患者病情变化;②根据患者病情,测量生命体征;③根据医嘱,正确实施治疗、给药措施;④根据患者病情,正确实施护理措施和安全措施;⑤提供护理相关的健康指导。

(4)三级护理。

分级依据,具备以下情况之一的患者:病情稳定或处于康复期,且自理能力轻度依赖或无需依赖的患者。

护理要求:①每3小时巡视患者,观察患者病情变化;②根据患者病情,测量生命体征;③根据医嘱,正确实施治疗、给药措施;④提供护理相关的健康指导。

三、护理值班交接班制度

（1）按每班 4～6 小时轮班制度排班。

（2）为防止出入口拥挤，鼓励不同区域错峰排班。

（3）有备班替代制度，备班人员须保持电话通畅。

（4）准时参加交接班，不得迟到、早退。

（5）新入院、病情和情绪不稳定的患者床边重点交接班。

（6）各班应做好交接班本记录登记：本班收治患者数、转出患者数、出院人数、重点患者的床号、基本情况及特殊事件记录。

四、护理病历书写基本规范及管理制度

（1）做好新入院患者及住院患者生命体征的记录。

（2）字迹工整清晰。

（3）文件书写内容要求完整、真实。

（4）患者病情发生变化时有记录。

五、护患沟通制度

1）遵循"患者第一、全员参与、全过程沟通、持

续改进"的护患沟通原则。

2)明确护理职业常用文明礼貌用语及护理服务禁语,建立全方位、全过程"护患沟通制"。在患者入院、治疗前后、护理操作前后、巡视病房时、出院等环节上,主动与患者沟通。护理人员要耐心解答患者提出的问题,维护患者的知情权。

3)注重沟通技巧。护士与患者沟通时,应有同情心和同理心,充分尊重对方,护患沟通的形式要因人制宜,讲究实效。并坚持做到以下几点。

(1)一个技巧:善于倾听,尽量让患者宣泄和倾诉,尽可能对患者作出满意的解释。

(2)两个掌握:掌握患者的病情、检查结果和治疗状况;掌握患者的社会心理状况。

(3)三个留意:留意沟通对象的教育程度、情绪状态及对沟通的感受,留意沟通对象对病情的认知程度和对沟通的期望值,留意自身的情绪反应,学会自我控制。

(4)四个避免:避免使用刺激对方情绪的语言、语气、语调;避免压抑对方的情绪;避免过多使用对方不易听懂的专业词汇;避免强求对方立即接受医护人员的意见和建议。

（5）五个主动：主动介绍、主动宣传、主动进行健康教育、主动解答疑问、主动沟通。

（6）六个规范：迎接患者规范、文明用语规范、礼仪着装规范、称呼患者规范、征询意见规范、送别或离开规范。

（7）七声：来有迎声、问有答声、去有送声、为患者服务有称呼声、合作后有谢声、工作不到位时有道歉声、接听电话有问候声。

第三节　方舱医院工作制度

一、护理危急值报告制度

"危急值"是指出现某些或某项检验结果极度异常时，提示患者可能正处于有生命危险的边缘状态，临床医生需要及时得到检验信息，迅速给予患者有效的干预措施或治疗，使患者能得到及时处理，获得最佳治疗机会。

（1）根据方舱医院临床实际情况，确定危急值项目及界限值。

（2）实行严格的质量控制，如标本采集、运输、交接、处理等，保证标本质量。

（3）"危急值"一旦出现，就应当由检验者在确认监测系统正常情况下，立即复检，复检结果无误后，将该项目危急值检验结果紧急电话通知负责治疗的医护人员，电话报告后应立即有电脑传递。

（4）临床医护人员接到危急值的电话报告后，应立即识别，若与临床症状不符，要关注样本的推荐是否存在缺陷。如有需要，即应重新留取标本进行复查，若与临床症状相符，立即通知值班或经管医生做出处理。

（5）接电话报告后应记录报告人姓名或工号、联系电话、报告时间等。

二、专科护理制度

（1）患者住院期间谢绝探视。

（2）严密监测患者生命体征变化。

（3）发热患者根据医嘱给予退热处理，使用退热药物后应密切监测体温变化和出汗情况。

（4）观察患者意识及全身症状，如有无全身肌肉疼痛、乏力、食欲下降等。

（5）观察患者咳嗽、咳痰、胸闷、呼吸困难及紫绀情况。

（6）遵医嘱按时、按剂量正确给药，注意观察药物不良反应。

（7）做好患者的健康指导，保证充分的睡眠。

（8）落实皮肤护理，做好压力性损伤的预防与护理。

（9）预防并及时发现患者并发症，遵医嘱正确实施护理措施。

（10）评估患者认知改变、情绪反应和行为变化，给予患者心理调适等干预措施，提供恰当情感支持，鼓励患者树立战胜疾病的信心。

（11）加强营养支持，给予高热量、高蛋白、高维生素、易消化的饮食，轻症患者鼓励每日保证充足饮水量。

（12）根据医嘱，正确采集患者标本。

（13）医疗废物严格按规定处理。

三、健康教育管理制度

（1）围绕疾病相关知识以及心理康复要点开展健康教育。

（2）健康教育应贯穿在护理过程中，根据患者的病情、心理、教育内容来选择教育的时机，以保证健康教育的效果。

（3）健康教育应针对不同年龄教育对象的具体情况，采取个性化的健康教育方式。

（4）可利用方舱的广播，每天上午、下午各进行一次集中宣教。宣教内容包括疾病自我管理和防护、心理调适及出院指导等。

四、护理质量管理督导制度

（1）护理部成员负责完成护理质量管理督导工作。

（2）护理质量管理督导组在方舱医院护理部主任的领导下开展工作，以保障护理安全、持续改进护理质量为目标。

（3）制定《方舱医院综合护理管理质量检查标准》，详见表5-1。

（4）护理部每日安排督导组进舱督查，运用现场督查和追踪法进行护理督查。

（5）每天护理部晨会，护理督导组汇报督查情况，反馈护理质量管理检查中存在的问题和隐患，并提出整改措施。

(6)各舱应根据督查中存在的问题,做到严重问题立改见效,一般问题追踪问效,保障患者安全。

表 5-1　方舱医院综合护理管理质量检查标准

项目	质量标准	考核方法
环境安全管理	1.舱内安静、整洁,地面无垃圾	现场查看区域情况
	2.舱内有备用灭火器,有禁止吸烟、禁止倒水标识;消防通道通畅;水及电源运行正常	现场查看灭火器位置和使用情况、消防通道是否通畅、水及电源运行是否正常、有无患者吸烟
	3.轮椅、送物车、治疗车等清洁,运转灵活无噪声	查看各类运送车辆
	4.微波炉定位放置,有使用警示标识;舱内禁止吸烟,禁止使用电热杯、电炉、电饭煲等	查看微波炉的标识和清洁情况,警示标识清楚,查看患者有无使用电热杯、电炉、电饭煲等电器
	5.病区内无打火机、水果刀等危险物品	现场查看区域情况

续表

项目	质量标准	考核方法
患者安全管理	严格执行身份核查制度	查看患者腕带信息清晰完整
		在患者转运、采集标本、给药、检查等各类诊疗活动中落实身份核查制度
		治疗执行单护士核对签字情况
责任护士岗位落实情况	1. 分管床位合理	查看护士分管的床位情况
	2. 做好健康教育	询问入院、在院以及出院患者的健康教育知晓情况
	3. 掌握患者病情并落实护理	熟悉患者目前病情,有无危机值
		按护理级别巡视患者
		落实监测生命体征,每6小时记录
	4. 做好患者的心理护理	对情绪不稳定、病情加重的患者多关注,及时给予心理疏导及处理
	5. 掌握突发纠纷事项、停水停电、消防事件等情况的应急预案	护理人员对各类应急预案的处理流程

续表

项目	质量标准	考核方法
标本采集管理	标本采集工作符合工作要求	按疾病要求防护到位
		标本采集过程中严格执行"三查七对"
		标本采集操作正确
		标本交接准确、及时
排班及交接班制度	1.排班合理,护理人员在岗	查看排班表,排班合理、规范,有备班。护理人员在岗
	2.做好新入院、特殊患者床边重点交接班	查看新入院、病情和情绪不稳定的患者床边重点交接班情况
	3.做好交接班本记录登记	查看交接班本记录,记录收治患者数、转出患者数、出院人数、重点患者的床号、基本情况及特殊事件

续表

项目	质量标准	考核方法
抢救室管理	1.抢救室内环境布局合理、病室整洁,物品放置规范	室内布局合理,整洁通风,无垃圾堆放
		床铺叠放整齐,床单位清洁干燥
	2.抢救车专人管理,物品数量、质量符合要求	抢救车固定区域放置,专人管理
		抢救车内物品性能良好,无坏损等情况,每日清点抢救车物品基数
		应急灯每日检查,每日定时进行充电
		抢救物品不得外借,以保证应急时使用
	3.落实抢救车内药品管理制度	抢救车内药品有原盒包装,分类放置,放置合理
	4.抢救仪器设备性能良好,定点放置,专人管理	简易呼吸气囊工作性能良好,无损坏等情况
		除颤仪每日进行自检,处于良好备用状态,每日须进行充电
		查看心电监护使用情况,处于备用状态
	5.落实氧气管理制度	氧气筒空/满是否有标识,有无"四防"标识

续表

项目	质量标准	考核方法
治疗室管理	1.环境整洁,桌面和地面干净	桌面无水渍、污渍,地面无垃圾
	2.药品分类放置,标识清楚	查看药品无混放,有原盒包装,有药品标识
	3.物品分类放置,标识清楚	各类物品归类放置,有标识
终末消毒落实情况	1.按规范办理患者出院流程	查看出院患者手腕带已取下销毁
	2.按规范处理患者床上用品	及时更换床上用品
	3.按规范进行物品表面和地面消毒	消毒液喷洒消毒,擦拭床头柜
入舱与出舱管理	1.入舱工作安排合理、人员配备充足、物资供应充足	入舱人员登记填写完整
	2.出舱管理	消毒清洁物品满足需求
		出舱处垃圾及时清理

第六章 方舱医院护理工作流程

第一节 护理操作流程

患者采血流程。

（1）管床医生开立医嘱。

（2）主班护士执行医嘱。

（3）主班护士统一打印采血单。

（4）主班护士与责任护士双人核对患者信息（舱号、区域、床号、姓名、住院号）与检查项目。

（5）责任护士告知患者采血目的，核对患者信息（舱号、区域、床号、姓名、住院号）后，进行采血。

（6）采血完毕后再次核对患者信息，确认无误后，告知患者采血注意事项。

（7）将患者标本放置于标本箱内，主班护士收集舱内所有标本，集中放置在标本交接处交接，按时进行交接。

第二节　其他工作流程

一、患者必需物品接收流程

（1）患者上报责任护士所必需的物品，护士确认后，患者通知家属。

（2）患者家属将物品（必需药品、内衣、特殊饮食）打包，标识患者所在舱号、区域、床号、姓名，送至指定收物点并登记。

（3）检查确认物品安全性，通知相应舱、区域安保人员取物。

（4）安保人员将物品送至相应舱、区域工作站并通知主班护士。

（5）主班护士通知责任护士确认物品后，送至床旁，核对患者信息，确认无误后，交予患者。

（6）物品接收时间为 8:00—17:00。

二、抢救流程

（1）用推车或平车将患者转至区域舱内抢救室。

（2）评估病情，开放静脉通路，实施救治。

（3）实施生命支持和监护。

（4）按照转运流程上报指挥部请求转至定点医院。

（5）记录情况上报。

三、氧气转运流程

（1）设置氧气存放处，满氧、空氧分开放置，标识清楚，做好四防（防震、防热、防火、防油），安全预防。

（2）氧气瓶由工作人员送至各舱患者入口处。

（3）由主班老师安排物资管理员用氧气拖车转入至舱内。

（4）将氧气瓶放至氧气存放处。

（5）当舱内备用氧气只余 10 瓶时即与物资处联系。

四、重症患者转运流程

患者在舱内治疗期间，病情发生变化时，经方舱区域内会诊小组会诊后符合转出标准的患者，参照以下转运流程执行。

（1）管床医生经查体评估后请方舱区域内上级医师会诊。

（2）经会诊后符合重症标准的患者立即上报指挥部，请求转至上级医院救治。

（3）填写转运登记表，等待指挥部转运指示。

（4）接到指示后协助完成患者的交接，配备医护人员护送转运，并做好登记报表，上报区域内的信息监管人员。

第七章 方舱医院护理岗位职责

第一节 各级护理人员工作职责

一、方舱医院护理部主任工作职责

（1）在院长的领导下全面负责医院护理管理工作。

（2）组织制定和落实各项护理管理制度、操作规程等。

（3）负责护理人力资源调配与管理。

（4）制定方舱医院护理质量控制标准。

（5）组织实施方舱医院护理督查。

（6）参与并指导舱内患者护理查房，指导舱总护士长开展整体护理工作。

（7）负责制定方舱护理人员培训计划并督促落实。

（8）完成每日方舱大交班护理重点工作汇报。

二、方舱医院护理部副主任工作职责

（1）在方舱医院护理部主任领导下负责方舱护理质量管理工作。

（2）负责方舱医院护理督查排班及通知，接收反馈并汇总分析。

（3）负责与各区卫生行政部门沟通，做好患者出入舱合理安排。

（4）深入各舱了解并检查治疗、护理落实情况。

（5）对方舱护理人员培训进行抽考。

（6）参加每日方舱大交班。

（7）完成领导交付的临时性工作。

三、方舱医院总护士长工作职责

（1）在方舱医院护理部主任的领导下进行工作，协同各舱医疗主任做好管理工作。

（2）负责各舱人力弹性调配。

（3）负责各舱质量控制和安全管理工作，督促检查各项护理核心制度、护理常规和技术操作规程的执行情况，落实护理安全（不良）事件的分析及整改工作。

（4）指导落实舱内院感各项工作落实。

（5）负责协调各项工作的有序落实。

（6）负责督查指导各舱出院患者规范出舱，入舱人员病情及身份审核。

（7）负责了解舱内患者思想动态并给予心理疏导。

（8）负责舱内各区健康宣教互动活动上报并组织实施。

（9）指导各区护士长做好"6S"管理，保证病区、治疗室、办公室的整洁、有序、安全。

（10）负责每天上报舱内温湿度。

四、方舱医院护士长工作职责

（1）在方舱医院护理部主任及总护士长的领导下进行工作，协同各病区医疗主任做好管理工作。

（2）负责病区内人力弹性调配。

（3）负责病区质量控制和安全管理工作，督促检查各项护理核心制度、护理常规和技术操作规程的执行情况，落实护理安全（不良）事件的分析及整改工作。

（4）落实病区内各项院感工作。

（5）负责组织完成病区患者检查等各项工作。

（6）负责指导落实病区出院患者规范出舱及满意度调查，入舱人员病情及身份审核。

（7）负责了解病区患者思想动态并给予心理疏导。

（8）负责病区健康宣教互动活动实施及评价。

（9）落实"6S"管理，保持病区、治疗室、办公室的整洁、有序、安全。

（10）督促并检查保洁员工作，并每天向主管部门反馈。

第二节　护理人员岗位工作职责

一、方舱医院护理组长工作职责

（1）在护士长的领导下，负责本组的日常治疗护理工作和护理质量安全管理工作。

（2）进舱前检查指导组员规范穿戴，检查标识符合规范。

（3）参与床边交接班工作，带领责任护士对分管患者进行查房，制定有预见性的护理措施和薄弱环节的防范措施，确保护理质量。

（4）落实护士整体护理责任制、管床负责制、小组负责制，安排每个责任护士主管一定数量的病床，病情重及特殊治疗患者由护理责任组长主管。

（5）每天各班次上报患者的总数、新入院患者数、空床数、抢救人数、重症人数、治疗量、转出人数、出院人数、队员入舱时间、队员出舱时间，汇报给所属区域护士长。

（6）协助做好病区护理管理工作，护士长未当班时行使护士长行政管理权，进行团队沟通，协助处理相关事宜，执行各种突发事件的上报，及时发现用电、用水等安全隐患，预防不良事件发生。

（7）负责检查指导各班责任护士岗位职责落实情况，关注重点患者，包括病情和心理情绪异常患者。

（8）负责夜间人力资源调配。

二、方舱医院预检分诊护士工作职责

（1）在护士长和责任组长的领导下，负责核查方舱医院收治患者疾病及身份，并完成登记及指引工作。

（2）询问患者病史并根据入舱标准进行评估，确认方舱医院收治对象。

（3）指导患者在等候过程中填写档案信息，包括姓名、年龄、性别、身份证号、手机号、所在社区、转入时间。

（4）填写含有姓名区号、床位的引导单并护送患者入舱。

（5）将新入院患者指引单交给病区主班护士并进行交接。

三、方舱医院责任护士工作职责

（1）在护士长和责任组长的领导下，负责对所管患者实施全程的护理服务。

（2）严格交接班，参加医生对所管患者的查房，了解病情，了解治疗及护理的要求。

（3）接待新入院患者，做好入院宣教。

（4）每6小时测量生命体征并记录，根据医嘱测量血压并记录。

（5）执行给药、吸氧、采血等医嘱，做好"三查七对"，双人核对后签字。

（6）实施分级护理，协助生活不能自理患者日常活动，做好病情观察及心理指导，关注重点患者。

（7）及时发现患者用热水、用电的隐患。防止患者跌倒。

（8）做好抢救室患者的护理工作，密切监测患者情况，及时联系转院。

（9）协助完成出院患者满意度调查。

（10）负责转出、出院患者床单位的消毒和处置。

（11）协助患者有序取餐，观察患者进食情况。

（12）保持各区域整洁、有序。

四、主班护士岗位职责

（1）新入院患者信息登记，指导患者扫二维码录入信息，办理入院。

（2）处理医嘱，打印护理执行单，与责任护士核对药品，下班前再次核对医嘱。

（3）填写交班报告。

（4）协助责任护士工作。

五、入舱指导班工作职责（感染性疾病）

（1）登记入舱人员的信息、人数、防护物资用量。正确在防护服标注人员信息。监测体温，异常上报。

（2）指导、检查入舱人员穿戴，必须符合标准。

（3）负责清点请领所有物资，A 班备齐白天量，P 班备齐夜班及第二天早上用量。

（4）每班喷洒消毒入舱更衣间并保持整洁。

（5）负责出口处物资配备及消毒液配置。

（6）统计 24 小时防护物品使用数量。

六、出舱指导班工作职责（感染性疾病）

（1）指导出舱人员（特别是保洁人员、安保人员、其他工勤人员）正确脱防护服，防止感染。

（2）每班喷洒消毒一脱室、二脱室并保持整洁。

（3）严格执行交接班制度。

第八章 护理工作质量标准

一、院感管理标准

（1）根据疾病的病原学特点，建立工作流程。

（2）开展全员培训，需熟练掌握感染性疾病的防控知识、方法与技能。

（3）做好医务人员防护，方舱应当做好规范消毒、隔离和防护工作，储备质量合格、数量充足的防护物资，确保医护人员个人防护到位。

（4）关注护理人员健康。应当合理调配人力资源和班次安排，避免医务人员过度劳累。针对岗位特点和风险评估结果，开展健康监测。

（5）加强感染监测。做好早期预警预报，加强对感染防控工作的监督与指导，发现隐患和问题，及时改进，及时报告信息，做好相应处置工作。

（6）做好清洁消毒管理。严格执行《医疗机构消毒技术规范》，做好舱内（空气、物体表面、地面等）、医疗器械、患者用物等的清洁消毒，严格遵照呼吸道分泌物、排泄物、呕吐物的处理流程，严格终末消毒。

（7）加强患者管理和教育。尽量减少患者的拥挤，以减少感染的风险。

（8）加强感染暴发管理。严格落实方舱医院感染预防与控制的各项规章制度，最大限度降低医护人员感染的风险。

二、舱内管理标准

1. 人员管理

（1）护士防护服穿戴符合防护要求；严格执行利器伤防范措施。

（2）遵守劳动纪律，准时交接班。

（3）护士遵守服务行为规范，理解患者，尽可能满足患者基本生活需要。

（4）班次安排合理，保证护士人数与护理患者数配比合适。

2. 病区管理

（1）病房物品放置规范。

（2）病房安静、整洁，无垃圾囤积。

（3）医护工作站整洁、规范。

（4）治疗室管理规范。

（5）抢救室抢救物品及设备充足，物品合理，抢救车定点放置。

3.患者管理

（1）严格探视制度，方舱内禁止陪护。

（2）正确录取患者信息，了解患者基本生命体征。

（3）患者必须佩戴医用外科口罩；指导患者正确选择、佩戴口罩，正确实施咳嗽礼仪和手卫生。

（4）加强对患者感染知识的培训，避免患者大量聚集在一起。

（5）每日有序取餐，保持舱内环境整洁有序。

4.物品管理

（1）医护工作站物品放置规范，领用合理。

（2）库存药品收放合理，不囤积，不随意放置。

（3）操作盘、治疗车，物品放置符合规范。

（4）节约用水用电。

（5）符合消防安全，病区内配备灭火器。

三、安全管理标准

1.患者安全管理

（1）正确评估影响患者跌倒、坠床、烫伤等危险因素，及时采取有效的防护措施。

（2）认真落实查对制度，遵医嘱发放口服药，指导患者正确服药。

（3）遇情绪低落、焦虑的患者应及时做好心理疏导。

（4）落实危重患者转运制度。

（5）熟悉应急预案内容及处理流程。

（6）落实护理不良事件报告制度。

2.药品安全管理制度

（1）高危药品原盒包装,建立基数,分类放置,规范储存,每日清点记录。

（2）抢救药品建立基数,规范储存,每日清点记录。

（3）用药品原盒包装,分类放置,规范储存。

（4）外用药品专柜加锁管理,分类放置,规范储存,标识规范。

3.护理人员安全

（1）严格按照防护要求佩戴防护设备。

（2）严重暴露人员立即从紧急通道退出方舱,并按相应流程做好上报,作进一步处理。

四、抢救管理标准

（1）备用心电监护仪、氧气瓶、除颤仪、急救车、简易呼吸器等器材、设备,并使之处于完好备用状态。建立抢救物品清点登记本,相关区域负责人进行交接班交班并清点数量,用后及时补充。

（2）抢救药品规范放置。

（3）每班安排具备有抢救室资质的人员,必须熟练掌握各种器械、仪器的性能及使用方法。

（4）抢救物品及设备无特殊情况不得外借,以保证应急时使用。

（5）抢救车及抢救设备必须定点放置，统一放置在抢救室内。

（6）凡参加抢救人员，必须全力以赴，明确分工，紧密配合，听从指挥，坚守岗位，严格执行各种规章制度。

（7）严密观察病情变化，识别重症指征，询问患者主诉，立即报告给医生。

（8）用轮椅或平车将患者转至区域舱内抢救室。

（9）评估患者病情，准备氧气设备，给予吸氧。

（10）实施生命支持和监护。

（11）给予开放静脉通道，实施救治。

（12）做好相关记录，密切监测患者生命体征。

（13）及时向医生及上级领导报告危重患者情况。

（14）必要时按照转运流程予报备现场指挥部请求转运。

第九章　应急预案

第一节　人员相关预案

一、突发纠纷事件应急预案

（1）舱内医务人员巡视患者，发现人员有情绪不稳倾向立即向现场指挥组报告，协调心理疏导员进行患者疏导，同时通知安保人员现场陪同。

（2）出现患者不理解并情绪激动，安保人员应及时有效控制局面，疏散无关人员。

（3）处理过程中要避免发生职业暴露，如发生防护服被撕破等职业暴露，应立即出舱并进行相应的消毒处理和医学观察。

（4）综合组应对事件的发生、应急处理、处理结果进行全面评估与总结，并将总结报告报分管院领导。

二、舱内工作人员突发意外事件应急预案

鉴于方舱内工作环境，以及医护人员、各类工作人员的劳动强度，为防止意外事件的发生，保障

医护及各类工作人员的生命安全,特制订方舱医院医护及各类工作人员突发意外事件的应急救治预案。

1.组织结构、人员构成及职责

(1)领导小组。

组　　长:院长

副组长:分管医疗及护理的副院长、各职能部门负责人

秘书长:院长办公室主任

秘　　书:医务处工作人员

职　　责:组长全面负责统筹协调,审议制度流程,重大突发事件指挥抢救。

(2)医疗救治组。

组　　长:分管医疗及护理的副院长

副组长:医务处处长、各舱医疗负责人、药学部主任

成　　员:各舱护理负责人、各舱舱内医疗负责人、各医疗组带组组长、各护理组组长

职　　责:负责制订制度流程,全面负责救治工作,医务人员技能培训、划分抢救区域、配备抢救设备等。

(3)救治保障组。

组　　长:分管医疗副院长

副组长：院长办公室主任、物资保障管理主任

成　　员：物资保障管理员、安保负责人、救护车负责人

职　　责：全面做好与医疗救治工作相关的后勤保障。

2. 建立救治体系

（1）分别建立各舱内快速反应小组。

组　　长：当班医疗组组长

成　　员：现场全部医护人员

职　　责：对当值人员健康状况时时关注；对发生意外人员快速作出医学评估；向舱外汇报意外事件的发生；评估意外人员院感风险并向舱外汇报；根据意外发生的具体情况，执行急救流程；现场组织心肺复苏术；安全地护送出意外人员出舱。

（2）舱外救治小组。

组　　长：医务处处长

副组长：护理部主任、各舱医疗负责人

成　　员：舱外能快速应答的医疗专业人员，护理部各相关人员

职　　责：启动响应；进舱救治；组织接应；协调联动；现场评估；负责转院；汇报事项；出具报告。

（3）健康巡视制度。

每个医疗队必须有高年资医生担任本队健康

管理员，对本队工作人员进行健康评估，严格约束本队成员必须健康上岗。

无医生带队的护理救援队，由救援队的领队负责对队员进行健康巡视。

3.舱内抢救设备

每舱配备一套医护专用抢救设备，放在指定位置，专人负责保管维护。设备包括：简易呼吸器、气管插管组件（可视喉镜、气管插管）、急救车、除颤仪、转运呼吸机、转运平车、转运救护车。

4.建立舱外抢救室

设备包括：抢救床、简易呼吸器、气管插管组件（可视喉镜、气管插管、抢救车）、除颤仪、转运呼吸机、转运平车、转运救护车、制氧机、氧枕、吸氧管、血糖检测仪、手指氧饱和度监测仪、血压计。

5.意外风险分级标准

一级：呼吸心搏骤停。

二级：晕厥伴意识障碍。

三级：晕厥不伴意识障碍，如低血糖、低血压、急性疼痛、高度紧张等导致的晕厥。

四级：其他身体不适，如胸闷气短、呼吸不畅、恶心呕吐、胸背痛、腹痛、头痛头晕、乏力耳鸣等症状。

6.抢救流程

（1）舱内快速反应小组发现医护人员身体出现变化时，第一时间判断病情变化；对于呼之不应，怀疑心搏骤停，体检不方便时，立即解开防护服（保留口罩），进行体检，查看反应、呼吸、颈动脉搏动情况，明确是否是心搏骤停，并通知舱内医护人员准备好所有抢救设备（简易呼吸器、气管插管组件、患者车、除颤仪）。

（2）呼吸心搏骤停的人员，第一时间行心肺复苏术（所有医护人员必须熟练掌握心肺复苏术、抢救车、除颤仪的使用方法），摘除口罩，保持呼吸道通畅，给予气囊通气。医疗组长组织抢救工作，必要时立即安排急诊或重症专业人员行气管插管。立即准备好转运平车、转运呼吸机、转运救护车，做好转运准备工作。

（3）晕厥伴呼之不应，或晕厥伴呼之可应，但生命体征变化明显时，立即卧床休息，监测血压、血糖，行心肺听诊、神经检查及心电图检查，必要时解开防护服（尽量保留口罩），同时做好转运准备。

（4）晕厥伴呼之可应的人员，第一时间安排休息（坐息、卧息），待情况好转后，安排专人护送出舱，舱外做好对接工作。

（5）对于出现身体不适的人员，如出现胸闷气短、呼吸不畅、恶心呕吐、胸背痛、腹痛、头痛、头晕、乏力、耳鸣等症状时,医疗组长及时评估病情,严密观察,症状无缓解,安排专人护送出舱,舱外做好对接工作。

第二节　其他预案

一、停水停电应急预案

1.主要工作职责

应对停水停电突发事件,预防和控制停水停电损害,保障正常诊疗秩序,确保患者及方舱医院工作人员的生命财产安全,维护医院安全稳定。

2.应急处置

(1)信息报告。发生停水停电,第一发现人、各接报人必须立即按本应急预案固定流程和要求上报。

(2)先期处置。突发事件发生后,各接报人在完成信息报告的同时,要进行先期处置,或根据职责和规定的权限启动现场处置方案或相关应急预案,及时、有效地进行应对,控制事态。

二、消防事件应急预案

为完善方舱医院舱内的消防安全工作,预防

和减少火灾事故的发生,保护患者、医护人员及财产安全,现结合实际情况,制订有针对性的灭火和应急疏散预案。

1.应急领导小组成员

组　　长:院长

副组长:各舱医疗总负责人、各舱护理总负责人

成　　员:各队护理领队

2.应急管理小组

组　　长:护理部主任

副组长:各舱护理总负责人

组　　员:各班次护士长或护理组长、安保人员

3.应急管理

(1)进入方舱内禁烟、禁明火,患者禁止携带打火机、火柴、电水壶、电饭锅等入舱,酒精、氧气筒等危险物品存放处应远离火源,加强对入舱患者的监管。

(2)不可集中使用大功率电器(电热毯、取暖器等),责任护士加强巡视、排查及指导,接线板外接电源不超过2个。

(3)消防应急灯及1把消防专用钳子放在护士站的办公用品暂存箱里,各班护士加强对应急灯及钳子的交接,应急灯及时充电,确保呈备用状态。

(4)安保人员各班加强对消防专用钳子的管

理及交接,同时每天负责消防通道的巡查,保持消防通道通畅,不得堆放杂物。

(5)安保人员每天对灭火器及消防栓进行维护,保证能正常使用;同时掌握灭火器及消防栓等灭火设备的使用方法。其中,生活物品使用干粉灭火器,精密仪器、氧气、酒精使用二氧化碳灭火器,电器起火首先切断电源,不能用水灭火。

(6)工作人员知晓各舱疏散口位置。一旦发生火情,主班护士立即向指挥中心报警,报告火灾位置、火灾情况、着火物质及火势大小,责任护士引导患者从疏散口撤离。

(7)当班安保人员发现火情后,进行合理分工。其中,1人负责开门,1人负责灭火,1人负责断电。

(8)一旦发生火情,立即安排保洁人员尽快撤出易燃易爆物品。

(9)当班护士长发现火情后,根据情况组织医护人员疏散患者。疏散过程中,优先疏散离火源最近的患者,积极发动患者使用手机电筒照明,同时安抚患者情绪,避免引起拥堵及踩踏等事件的发生。

4.应急流程

见图 9-1。

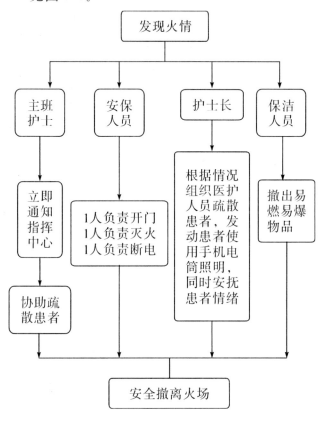

图 9-1　应急流程